AF404981

DISSERTATION

SUR

QUELQUES MALADIES

OBSERVÉES

Par M. LESTAGE

Ancien chirurgien des armées, domicilié à Soustons (Landes)

PRIX : 1 fr. 25 c.

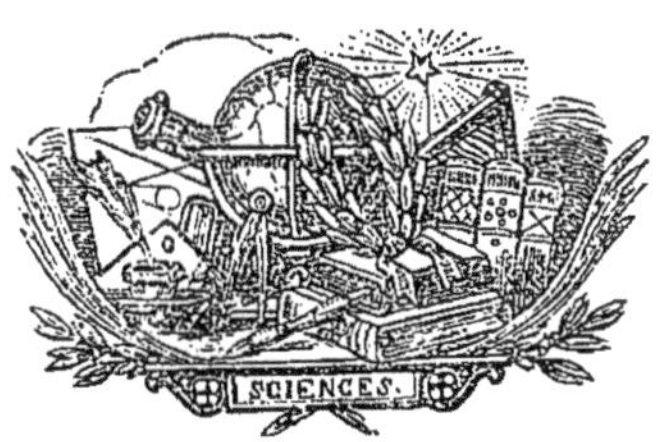

DAX. — TYPOGRAPHIE ET LITHOGRAPHIE DE G. BONNEBAIGT, RUE NEUVE.

1865

DISSERTATION

SUR

QUELQUES MALADIES

OBSERVÉES

Par M. LESTAGE

Ancien chirurgien des armées, domicilié à Soustons (Landes)

1865

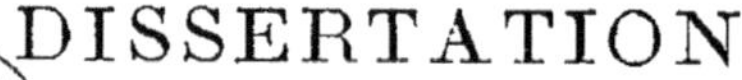

DISSERTATION

SUR

QUELQUES MALADIES

L'étude de la médecine a particulièrement l'observation des maladies pour base.

Pour faire progresser la science médicale, les anciens praticiens devraient publier tout ce qu'ils ont vu de remarquable dans leur pratique médicale. Ils rendraient en même temps service à l'humanité souffrante et aux jeunes confrères qui n'ont pas longtemps observé.

En ma qualité d'ancien praticien, je prends la plume pour faire connaître quelques observations de médecine pratique, avec les réflexions que ces observations m'ont suggérées ; il pourra se trouver des médecins qui les mettront à profit.

PREMIÈRE OBSERVATION

Je fus appelé à la commune de X..., il y a quarante-cinq ans, pour y voir une femme qui était âgée de quatre-vingt-deux ans.

Cette femme se plaignait d'une forte démangeaison au dos qui était occasionnée par une dartre phlycténoïde.

Le dos de ses mains était également couvert de pellagre.

Cette malade me rapporta que ces deux phlogmasies chroniques disparaissaient pendant l'hiver, mais qu'elles reparaissaient tous les printemps ; que des douleurs très vives dans le dos suivaient de près leur disparition.

La malade me dit encore que feu son père était atteint d'une maladie pareille à celle qu'elle avait ; que ses deux fils et sa petite fille étaient également atteints de la même maladie, ce que je pus de suite constater. Le fils aîné avait une dartre à la lèvre inférieure qui avait gagné la muqueuse de la bouche et de l'estomac. Le fils cadet avait, comme sa mère, une dartre phlycténoïde au dos, et le dos de ses mains était couvert d'une dartre squammeuse (pellagre). La petite fille avait une dartre phlycténoïde à la partie antérieure de la poitrine et la pellagre au dos de la main gauche.

Je conclus de ce que je venais d'observer que la dartre et la pellagre sont deux phlegmasies chroniques de la peau et des muqueuses de même nature, mais ayant des formes diverses.

Ces phlegmasies me paraissent occasionnées par un virus ; ce qui le prouve, c'est qu'elles sont très souvent héréditaires et qu'elles se transmettent aussi par contagion, notamment par inoculation.

L'inflammation des tissus passée à l'état chronique produit les virus, qui ne sont que de la matière organique altérée, putréfiée. Ces virus, absorbés par le système lymphatique sur des surfaces enflammées, sont portés dans tout le corps et versés dans la masse du sang. Mais la plus grande partie des virus reste logée dans les vaisseaux et dans les glandes lymphatiques ; l'engorgement des glandes axillaires, dans le cancer du sein en suppuration ; les bubons, dans la syphilis, en sont une preuve bien certaine.

Les virus manifestent leur action en produisant des phlegmasies dans nos organes en tout pareilles à celles qui leur ont donné naissance. Quand le virus est en très forte quantité dans le corps, il en passe une partie dans le sang, ainsi que je l'ai déjà dit plus haut, et ce virus peut être détruit par l'oxigène pendant la respiration. Mais quand ils occasionnent des altérations nombreuses dans les organes, il se forme une très grande quantité de cette matière, et il en résulte alors les diathèses virulentes ; car l'oxigène ne peut plus détruire cette grande quantité de matière putride.

Aussi la désorganisation des tissus se fait en grand, quand ils sont imprégnés de matière putride, quelle que soit sa nature.

Comme la pellagre est endémique dans la contrée que j'habite (car, depuis quarante-six ans, j'ai eu occasion de voir un grand nombre de personnes atteintes de cette maladie), je me suis souvent demandé depuis combien de temps elle y existe.

Je pense qu'il n'est pas plus facile de répondre à cette question que de dire combien il y a de temps que la plique, que j'ai observée en Pologne, existe sur les habitants de ce pays.

Il n'en est pas de la pellagre comme de la petite vérole, qui est aussi une maladie virulente : dans cette dernière affection, la peau du fœtus, pendant la grossesse, absorbe ou s'imbibe de matière organique putréfiée qui se trouve dans l'eau de l'amnios, et, plus tard, cette matière détermine l'inflammation de la peau et enfin les pustules varioliques. Tout le monde sait que la matière de ces pustules inoculée détermine la variole ; on sait aussi que la matière organique putréfiée qui se dégage des pustules varioliques, étant tenue en suspension dans l'atmosphère, produit également la variole épidémique.

Tout le monde sait aussi que la matière organique putréfiée qui se dégage des typhisés et qui est aussi quelquefois tenue en suspension dans l'atmosphère, occasionne souvent le typhus épidémique que j'ai observé dans les hôpitaux de l'armée.

Je dis encore que le sperme que l'homme dépose dans le vagin de la femme pendant le coït, s'y putréfie quelquefois et occasionne l'inflammation de la muqueuse du vagin, notamment quand la femme se livre au coït sans modération ; cette inflammation produit quelquefois des ulcères, et ces ulcères produisent la matière putride de la syphilis, ou le virus syphilitique. C'est de là que vient cette horrible maladie. On pourrait la prévenir et même la détruire avec le temps, par la propreté.

Je reviens à la pellagre et je dis que cette maladie doit exister depuis un temps immémorial : peut-être n'est-elle qu'un reste de la lèpre qu'on observait autrefois et qu'on n'observe plus aujourd'hui, car j'ai vu des pellagreux qui avaient tout leur corps couvert de cette maladie et qui ressemblait parfaitement à la lèpre qu'on observait autrefois.

Il n'est pas certain que la pellagre soit occasionnée par l'usage de maïs altéré, ainsi que le croient quelques médecins, car la famille X..., qui était dans l'aisance, se nourrissait de pain de froment ou de pain de seigle. On ne faisait point usage de pain de maïs dans nos contrées à l'époque où vivait le père de la malade. Il est certain, pourtant, que les parasites végétaux et animaux qu'on observe sur les plantes sont formés de matière organique altérée ; mais on n'observe ces parasites sur les troncs et sur les branches des plantes que quand les racines de ces plantes sont malades ; on le voit aujourd'hui sur la vigne atteinte de ce qu'on appelle oïdium. (1)

(1) Les pluies torrentielles et continuelles qui eurent lieu quelques temps avant l'apparition de la maladie de la vigne, des pommiers, des poiriers, etc., auront vraisemblablement délayé la terre végétale où les racines de ces plantes prenaient leur nourriture, et ces racines étant restées trop longtemps submergées et n'ayant pas la nourriture suffisante pour exister, auront fini par être malades et,

Les tiges de ces plantes ne recevant pas la quantité nécessaire de sève pour exister, ou cette sève n'étant pas de nature propre à nourrir la plante, le végétal périt nécessairement; mais, avant qu'il ne meure, il se forme sur ses tiges des parasites, tels que des mousses, des lichens, des champignons; il s'y forme aussi des animaux, tels que des charançons comme ceux qu'on observe sur les blés, sur les pois, etc.

Il est difficile d'expliquer comment ces parasites prennent vie de la matière organique altérée; mais ce fait est vrai, l'observation l'atteste.

La chaleur qui émane du soleil et l'humidité doivent nécessairement donner la vie à tous ces êtres.

Comme il n'y a point d'effets sans cause, il se peut bien que les premières personnes qui ont été atteintes de la pellagre aient contracté cette maladie en mangeant du maïs altéré, comme le pensent certains médecins; mais ce fait est difficile à prouver. D'ailleurs, la cuisson devrait annihiler l'action des matières putrides.

Il y a des médecins qui pensent que la pellagre est occasionnée par une affection chronique du cerveau, parce qu'ils ont observé, comme je l'ai observé moi-même, que bien des pellagreux tombent dans un état de monomanie qui les porte à se suicider.

Je crois que ces médecins sont encore dans l'erreur.

L'affection du cerveau dans la pellagre est toujours une maladie secondaire; cette affection ne survient que quand le virus pellagreux exerce son action sur la mu-

enfin, mourir. Pour guérir la vigne, on devrait amputer tout ce que la racine a de mort et donner aux racines qui vivent du fumier en abondance. A la deuxième année, on récolterait du vin de bonne qualité et en grande quantité.

queuse de l'estomac et des intestins. Je dis encore que la pellagre ne devient mortelle, dans ce dernier cas, que quand la muqueuse est fortement atteinte ; lorsqu'il s'est formé sur cette membrane des ulcérations, des indurations par les progrès de l'inflammation.

La lésion du cerveau pourrait bien faire périr le pellagreux, mais il faudrait pour cela que le virus ne cessât point d'exercer son action sur la muqueuse digestive, sans y causer une altération mortelle.

Je déclare que je n'ai jamais vu mourir des pellagreux de l'affection du cerveau, sans que les voies digestives ne fussent préalablement atteintes.

TRAITEMENT DE LA PELLAGRE.

De tous les remèdes que j'ai employés pour guérir cette maladie, je n'en ai pas trouvé qui aient produit des résultats plus satisfaisants que les eaux sulfureuses de Cauterets.

Ces eaux doivent agir ou comme spécifiques contre le virus dartreux, elles annihilent alors son action, ou elles agissent en l'expulsant du corps par les crises qu'elles produisent ; car les malades qui en font usage urinent étonnamment et transpirent aussi tous les matins, dans leurs lits, quand ils ont le corps saturé de ces eaux ; par ce double effet, leur santé s'améliore sensiblement, quand ils ne sont pas complétement débarrassés de cette grave maladie.

Pour obtenir un résultat satisfaisant de l'usage de ces eaux, les malades qui se rendront à Cauterets devront boire demi-litre d'eau à Larreillère, le matin, à jeun, en deux ou trois fois, à trois quarts d'heure d'intervalle ; ils en boiront après un quart de litre à Maoühourat, en quittant Larreillère. Ils prendront un bain d'une heure à Larreillère, chaque jour.

Si l'estomac supporte bien les eaux, le troisième, le quatrième, le cinquième jour, ainsi que les jours suivants, ils en boiront un litre à Larreillère et trois quarts de litre à Maoühourat, à plusieurs reprises, observant de ne boire un autre verre que quand le dernier bu ne sera plus dans l'estomac.

Ils dîneront à midi, et vers quatre heures du soir, ils boiront un ou deux verres d'eau de la source de César, toujours à plusieurs reprises.

Ils devront aussi faire beaucoup d'exercice en prenant ces eaux et n'aller à Cauterets qu'avec le beau temps.

La dartre héréditaire est presque toujours incurable, quand il y a des tumeurs indurées dans le tube digestif et quand le cerveau est fortement pris. J'ai quelquefois dégagé ce dernier organe en appliquant un large céton à la nuque. Je fais suppurer cet exutoire pendant longtemps ; il agit non seulement comme révulsif, mais il agit encore comme dépuratif et comme dérivatif ; la lie du séton doit être large et passer dans le tissu cellulaire sous cutané à une assez forte profondeur pour produire une supuration abondante.

Quand la dartre a son siége sur la muqueuse de la bouche, du pharynx ou de l'estomac, le sirop d'ïodure de potassium produit, à la longue, un bon résultat.

Quand elle a son siége dans les intestins, la tisane de feuilles de noyer et des lavements avec une décoc-

tion de ces feuilles produisent également de bons résultats, notamment quand il y a diarrhée.

Quand la dartre est dans la vessie, j'emploie souvent
avec succès des injections faites avec de l'eau de mer,
ou des eaux sulfureuses avec une décoction de feuilles
de noyer.

Quand aux dartres qui sont à la surface du corps, je
me garde de les faire disparaître avec des pommades,
parce que le virus se répercute souvent sur les muqueuses et occasionne des inflammations de ces muqueuses qu'on ne guérit pas facilement.

Cependant, quand la dartre est à la face, j'emploie
souvent des pommades ïodées, soufrées ou mercu-
rielles pour les faire disparaître, mais j'établis un
exutoire au bras avant de mettre cette médication en
usage.

Un bon régime et des bains domestiques sont parfaitement indiqués.

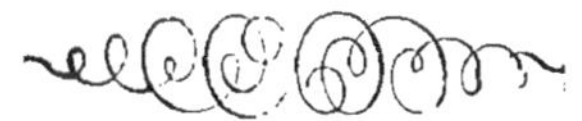

DEUXIÈME OBSERVATION

Je fus appelé, il y a quarante ans, ou environ, à la tuilerie de Couchoy, située à Soustons (Landes), pour y accoucher une femme qui éprouvait les douleurs de l'enfantement depuis quelques heures seulement.

Dès mon arrivée, je constatai que cette femme avait le col de la matrice complètement dilaté et que la poche des eaux était bien formée; mais comme je ne sentis pas dans cette poche aucune partie de l'enfant, je la poussai vers le détroit supérieur, avec l'extrémité de mon doigt indicateur, afin de découvrir qu'elle était la partie de l'enfant qui se présentait. Pendant cette opération, il survint une forte douleur; la poche s'ouvrit, les eaux s'écoulèrent, et au même instant je reçus dans mes mains un enfant acéphale.

Une tumeur, complètement charnue, de la grosseur d'un petit œuf de poule, tenait lieu de tête. Sur la face antérieure de cette tumeur étaient dessinés le nez, la bouche et les yeux. Toutes ces parties étaient sans ouvertures.

La partie postérieure de la tumeur offrait une petite

touffe de cheveux de deux centimètres de long ou environ.

Le tronc et les extrémités du corps de cet enfant, qui étaient de la grandeur et de la grosseur ordinaire d'un enfant à terme, exécutèrent des mouvements dans tous les sens tant que le cordon ombilical fut intact ; mais dès que je l'eus coupé, l'enfant mourut tout-à-coup.

RÉFLEXIONS.

Le sang de la mère donnait évidemment la vie à cet enfant par le cordon ombilical, même quand il n'était plus dans la matrice, puisqu'il mourut dès qu'il ne reçut plus de ce sang par le cordon ; il mourut, sans doute aussi parce qu'il ne pouvait point respirer.

Je conclus de ce fait : que le sang contient le moteur qui fait mouvoir les organes durant la vie, et que l'air qui arrive dans les poumons contient ce moteur ; que ce moteur s'introduit dans le sang par endosmose ; que le sang le porte dans toutes les parties du corps pour leur donner la vie.

Je pense que ce moteur ne peut être que du gaz oxigène qui est contenu dans l'air.

L'oxigène, en brûlant la matière azotée qui se dégage de nos organes et qu'on trouve dans le sang veineux, produit la chaleur du sang artériel et le vivifie. Le sang artériel, à son tour, vivifie toutes les parties du corps en leur transmettant la chaleur.

Beaucoup de matières organiques qui ne jouissent pas de la vie, acquièrent cette propriété quand elles sont soumises à l'action de la chaleur qui émane du soleil et à un certain degré d'humidité de l'atmosphère. Les embryons, les graines des plantes (même quand elles sont restées pendant très longtemps dans l'inertie sans donner aucun signe de vie), les antozoaires, les spermatozoaires, les œufs, etc., etc., en fournissent une preuve.

La chaleur qui émane du soleil ranime les êtres qui jouissent des attributs de la vie, quand ils sont sur le point d'en être privés, parce qu'ils ne reçoivent pas une assez forte dose d'action de cet astre ; les plantes, pendant l'hiver, en donnent une preuve. L'extinction de la chaleur dans le corps des personnes est un signe certain de mort.

L'action de la chaleur du sang artériel sur le cerveau de l'homme donne la vie à cet organe ; et à son tour, le cerveau produit des mouvements électriques comme en produit le cerveau de la gymnote vivante. J'ai eu occasion d'observer ce fait là plusieurs fois.

Le cerveau, qui est mis en action par la chaleur, remplit les fonctions d'une pile électrique, et il donne le mouvement à nos organes en les rendant sensibles et aptes à exécuter des fonctions, chacun selon ses attributions ; et du concours de ces fonctions résulte la vie. Le cerveau établit aussi une corrélation d'actions entre toutes les parties du corps au moyen des nerfs : de là les sympathies.

Les organes mis en mouvement par la matière nerveuse électrisée éprouvent des sensations, soit internes, comme la faim, le besoin d'uriner, etc. ; ou elles sont externes, comme la vue, l'ouïe, etc. ; mais comme je l'ai déjà dit, le cerveau ne peut être que le médium où s'établit un consensus entre toute la matière nerveuse du corps. Cet organe remplissant les fonctions d'une pile voltaïque, donne à la matière nerveuse les moyens d'établir une corrélation d'actions entre tous les organes du corps ; ce sont là les fonctions du cerveau ; je ne crois pas qu'il en ait d'autres.

Il n'y a que les organes des sens qui comprennent et qui jugent ; c'est dans ces organes qu'est le siége de l'intelligence, du jugement, des idées, enfin.

Mais ces organes ne peuvent acquérir la faculté de comprendre et de juger qu'après avoir observé les faits et les choses pendant longtemps. L'enfant qui vient de naître ne comprend pas, ne juge pas ; son éducation hâte le développement de ses facultés intellectuelles.

Les autres organes du corps ne peuvent qu'exprimer des sensations de besoins, de désirs, de plaisirs, de douleurs, de mouvements, enfin.

Et puisqu'il y a deux sortes de sensations :

Les externes, qui sont perçues par les organes des sens ;

Et les internes, qui sont perçues par les organes qui sont dans les cavités du corps, nous devons aussi admettre, avec Bichat, deux sortes de sensibilités : la sensibilité sensoriale et la sensibilité organique.

Le fait suivant prouve leur existence :

Étant assis, si mes yeux voient un objet qui leur plaise et s'ils désirent de l'avoir, mes yeux commanderont à mes jambes de se dresser et d'approcher mon corps de l'endroit où se trouve l'objet qu'ils désirent, et mes jambes obéiront, parce qu'elles sont sous l'influence de la sensibilité sensoriale.

Mais si mes yeux défendaient à mon cœur de battre

mon cœur n'obéirait pas, parce qu'il est sous l'influence de la sensibilité organique.

Si une femme défendait à sa matrice de concevoir pendant le coït, la matrice n'aura pas égard à cette défense ; car s'il y a des ovules dans sa cavité, et si le sperme du mâle contient des spermatozoaires, cette femme concevra malgré sa volonté.

Quand la sensibilité sensoriale et la sensibilité organique sont dans l'état normal, il en résulte la santé.

S'il y a exaltation de l'une d'elles, il en résulte la maladie.

Si, par exemple, il y a exaltation de la sensibilité sensoriale sans hypérémie, il en résulte une maladie qu'on appelle hypochondrie.

On observe ordinairement cette maladie sur les personnes qui ont les nerfs des sens très développés. Ainsi que le cerveau, cet organe fournit alors une forte dose d'électricité.

Les gens de lettres, les orateurs, les poètes, les avocats, les médecins, les mathématiciens fournissent des exemples de cette maladie. Quand l'hypochondriaque est dans son cabinet, si son estomac lui demande des aliments, il les lui refusera, parce que, dit-il, il a besoin de terminer une comédie, un discours, une défense, etc.

Continuellement en besogne, cet homme ne mange pas, il ne dort pas ; il maigrit. La fièvre s'allume ; il éprouve des douleurs aux hypochondes, et il finit misérablement son existence, si on ne le force pas à quitter son travail.

Quand il y a exaltation de la sensibilité organique, il en résulte une maladie qu'on appelle folie.

Le fait suivant en donnera un exemple : Je suppose

qu'une femme à tempérament sanguin, ayant sa matrice très-développée, et qu'il arrive incessamment dans cet organe une grande quantité d'ovules, qu'elle ait aussi le clitoris et les nymphes très-développés, assurément, elle sera très-portée pour les plaisirs vénériens. Elle se livrera à ce plaisir toutes les fois qu'elle en trouvera l'occasion, elle la recherchera même, et si l'exaltation de la sensibilité, dans cet organe, devient très forte, il en résultera une maladie qu'on appelle nymphomanie ; non-seulement elle demandera aux hommes à satisfaire sa passion, mais elle sacrifiera même honneur, naissance, richesse pour l'assouvir.

Si une pareille exaltation survient aux parties génitales d'un homme, si cet homme réunit les attributs d'un tempérament sanguin, s'il a les vésicules séminales et les testicules très-développés, si les vésicules séminales s'emplissent d'espermatozoaires aussitôt qu'elles sont vidées par le coït, cet homme priera, invitera, cajolera la femme qui est l'objet de sa passion, pour qu'elle l'autorise à se livrer aux plaisirs vénériens ; mais si cette femme refuse obstinément ?

Cet homme la violera, s'il le peut.

Pourquoi la violera-t-il ? C'est parce qu'il se trouve dans un état de folie dans ce moment-là.

Je demande aux jurisconsultes si la loi, qui punit cet homme aux travaux forcés à perpétuité, est bien juste ? Punit-on aussi sévèrement un homme ivre quand il commet un méfait ? Non, sans doute, parce que l'homme ivre a perdu la raison. L'homme et la femme qui violent sont, eux aussi, dans un état de folie quand ils commettent ce crime ; ils ont, eux aussi, perdu la raison.

Quand un homme a son estomac 4 fois, 5 fois, 6 fois plus dilaté qu'un estomac ordinaire ; si son estomac est bien sain, il contiendra une grande quantité de suc gastrique, et alors il faudra à cet homme 4 fois, 5 fois, 6 fois plus d'aliments qu'il n'en faut à un homme ayant un estomac ordinaire. Si sa fortune ou son travail ne peuvent pas lui fournir l'argent nécessaire pour se procurer les aliments que son estomac demande et quand il y aura exaltation de la sensibilité dans cet organe, cet homme volera pour contenter son estomac. S'il est pris en flagrant délit, si on veut le prendre, il se défendra, il se battra ; il se pourra même qu'il tuera celui qui veut défendre sa propriété.

Doit-on condamner à mort un homme qui aura commis un pareil assassinat?

Je réponds négativement.

Dieu a donné la vie à cet assassin, et il n'y a que Dieu qui ait le droit de la lui ôter.

Sans doute, cet assassin a ôté la vie à celui qui défendait sa propriété, mais il a fait cet acte quand il se trouvait dans un état de folie, et il l'a fait sans préméditation.

J'estime que la peine de mort doit être abolie, parce que ceux qui méritent cette peine sont dans un état de folie quand ils commettent le crime qui l'attire.

Qu'on mette ces hommes dans l'impossibilité de commettre de pareils méfaits ; qu'on les oblige à dédommager ceux qui auront été leurs victimes, soit en leur faisant donner de l'argent, s'ils en ont, ou en les forçant à travailler pour le compte de leur victime ; telles sont, selon moi, les punitions qu'ils méritent.

Les réflexions qu'on vient de lire paraîtront peut-être, à certains lecteurs, l'œuvre d'un matérialiste : pour les désabuser, je déclare qu'ils se trompent.

Il y a trop de symétrie dans la formation des organes du corps, trop d'ensemble dans leurs fonctions, pour que je puisse supposer que le hasard a présidé à cette formation. Un être intelligent a composé et dirige tout ce qui existe : Dieu est cet être. J'admets aussi le juste et l'injuste ; je crois que la religion chrétienne est la plus belle, la plus pure, la plus vraie de toutes les religions, et pour ce motif je la pratique.

Avant que cette observation ne m'eût point suggéré les réflexions qu'on vient de lire, je pensais que la saignée ne produisait les bons résultats qu'on obtient de de son emploi dans les inflammations idiopathiques des organes qu'en diminuant la masse du sang.

Je pensais qu'après la saignée, le sang, n'arrivant qu'en petite quantité dans les tissus enflammés, n'avait point la force de déchirer ces tissus, s'y extravaser et y former des indurations ou des abcès.

Sans nier que la saignée n'agisse pas ainsi dans beaucoup de cas, aujourd'hui je pense qu'elle agit aussi en diminuant la vitalité des organes, en diminuant le moteur de la vie qui se trouve dans le sang ; de là les bons résultats qu'on en obtient dans les inflammations qui ne sont point occasionnées ou par des virus, comme dans les inflammations syphilitiques, ou par des venins, comme dans les morsures des animaux venimeux, ou par des miasmes délétères qui s'introduisent dans le corps par la déglutition ou par la respiration, comme dans le typhus épidémique des hôpitaux, ou par des poisons qui éteignent l'action du moteur vital en coagu-

lant le sang, comme le chloroforme, la digitale, la bel-
ladone, etc., etc.

Bien que la saignée ne soit pas toujours indiquée
dans les cas désignés ci-dessus, on en obtient pourtant
quelquefois de bons résultats, même dans les inflammations spécifiques. Je l'ai observé un grand nombre
de fois.

Mais, je le répète, dans les inflammations idiopathiques, la saignée est le remède par excellence; et ce
remède agit, non seulement en empêchant le sang de
s'extravaser dans les tissus enflammés, mais encore en
diminuant la surexcitation des organes produite par une
très forte chaleur du sang.

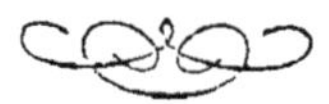

TROISIÈME OBSERVATION

Je fus appelé, il y a trente-cinq ans, à la maison du Castet d'Azur (Landes) pour y accoucher une femme qui éprouvait les douleurs de l'enfantement depuis deux jours.

Quand j'entrai dans la chambre où elle se trouvait, cette malheureuse venait de rendre le dernier soupir; une perte de sang avait occasionné sa mort.

D'abord je m'empressai de lui faire l'opération césarienne, pour sauver la vie de l'enfant, si la chose était possible, et, en moins de cinq minutes, je tirai de sa matrice un enfant mort!

Pour le rappeler à la vie, je lui irritai l'arrière bouche avec les barbes d'une plume, je lui insufflai de l'air dans la bouche et dans l'arrière bouche au moyen d'un soufflet, je lui jetai du vinaigre sur la figure et jusques dans les yeux, je lui frictionnai la région du cœur avec de la laine très chaude; je secouai rudement ce petit corps qui était pâle, exsangue. Tous mes efforts furent inutiles : cet enfant était mort.

(Si j'avais eu une machine électrique, je m'en serais servi) ; avis aux accoucheurs.

RÉFLEXIONS

Je pense que cet enfant était mort quand la mère expira, car le cœur doit être l'organe qui meurt le dernier, attendu qu'il reçoit le premier et le dernier l'action du moteur de la vie. La mère et l'enfant moururent exsangues.

Vraisemblablement, cet enfant aurait vécu si l'opération césarienne eut été faite un quart-d'heure ou demi-heure avant la mort de la mère.

Je ne cite cette observation que pour conseiller à mes confrères de ne point attendre que la mère soit morte pour faire l'opération césarienne, s'ils veulent sauver la vie à l'enfant.

Ils ne devront pourtant pas opérer tant qu'ils auront l'espoir de sauver la vie à la mère, chose qu'on ne peut pas toujours savoir.

On rapporte qu'on a tiré des enfants vivants du sein de leurs mères deux heures après la mort de celles-ci.

Cela me paraît invraisemblable, à moins que la poche des eaux ne fût ouverte avant la mort de la mère.

Dans cette circonstance, il se pourrait que l'air, qui contient le moteur de la vie, fût arrivé à l'enfant dans la matrice, chose qui n'est pas impossible.

Dans les cas d'hémorrhagies utérines, qui peuvent devenir mortelles, je conseille d'ouvrir la poche des eaux quand on pense que l'enfant est viable, l'ouverture de cette poche dût-elle déterminer un accouchement prématuré.

J'ai fait cinq fois l'opération césarienne sur des

femmes mortes ; je n'ai jamais pu rappeler à la vie aucun enfant, bien que j'aie opéré dans des moments favorables, comme on le verra dans l'observation suivante.

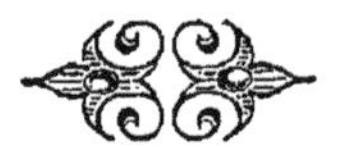

QUATRIÈME OBSERVATION

Je fus appelé, vers trois heures de l'après-midi, à la maison de Caunègre, située à Soustons, il y a dix-huit ou vingt ans, pour y soigner une femme qui était enceinte de neuf mois et qui souffrait depuis la veille.

Cette femme avait la jambe et le bras droit paralysés ; ses pupilles étaient très dilatées, et les iris des deux yeux étaient tout-à-fait insensibles, même à l'approche d'une bougie allumée ; le col de la matrice était complètement fermé, la respiration était très courte ; des matières muqueuses engouaient les bronches ; le râle de la mort était sensible ; je sentais à peine le pouls, qui était intermittent ; une forte sueur couvrait tout le corps de cette malheureuse ; bref, elle était agonisante, par suite d'un épanchement de sang dans le cerveau. Je pensai, comme un confrère qui avait vu cette femme avant moi, qu'elle était sans ressource ; aussi, je proposai aux parents de cette malade de lui faire l'opération césarienne avant qu'elle ne fût morte ; ceux-ci ne voulurent jamais y consentir ; seulement, ils m'autorisèrent à la lui faire quand elle serait morte.

Cette mort n'arriva qu'à huit heures du soir. Tout aussitôt, je m'empressai de tirer l'enfant de la matrice ; mais, malheureusement, je ne tirai qu'un enfant mort.

Comme à l'enfant du Castet, je fis tout ce qui me fut possible pour le rappeler à la vie ; mes peines furent inutiles ; j'avais pourtant ouvert la poche des eaux avant la mort de la mère, pour que cet enfant respirât.

Je n'ai cité cette observation que pour prouver que pour vivre, il faut absolument que l'enfant respire dès qu'il ne reçoit plus la vie de sa mère.

L'observation suivante prouvera qu'on ne doit jamais désespérer de sauver la vie à la mère et à l'enfant dans des cas pareils, surtout quand on a un peu de courage ; le médecin ne doit pas craindre la critique du public quand il s'acquitte de son devoir.

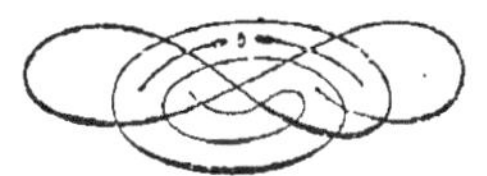

CINQUIÈME OBSERVATION

Je fus appelé à la maison de X...., située à Soustons (Landes), il y a quatorze ou quinze ans, pour y accoucher une femme qui souffrait depuis deux jours. En arrivant, je trouvai que cette femme était aux abois : on sentait à peine son pouls ; elle ne pouvait point remuer son bras droit, qui était paralysé ; elle ne parlait point ; la pupille droite était très dilatée ; l'iris du même côté était insensible. De temps en temps on sentait, à travers des parois de l'abdomen, que la matrice se contractait ; à chaque contraction, la femme éprouvait des mouvements convulsifs ; le col de cet organe était complètement fermé.

Fallait-il attendre qu'elle fût morte pour la délivrer (car j'avais de la peine à croire qu'elle se tirerait d'affaires) ?

Telle ne fut pas ma détermination.

Sans demander avis à ses parents, je pris des ciseaux coudés sur leur tranchant, et avec cet instrument je fis au col de la matrice quatre grandes incisions, une derrière, une autre devant et une de chaque côté du col de la matrice ; je pus alors pénétrer dans cet organe avec plusieurs doigts, et après avec une partie de ma main ; mais ce ne fut point sans déchirer une partie de cet organe que je pus obtenir ce résultat ; bientôt après, je pus introduire le forceps et saisir la tête, qui était au-dessus du détroit supérieur ; de cette manière je terminai l'accouchement.

Après l'accouchement, je couvris les extrémités du corps de cette femme de vésicatoires et de synapismes, et comme elle avait perdu beaucoup de sang par l'effet des deux opérations que je venais de lui faire, ces révulsifs dégagèrent le cerveau ; car, cinq ou six jours après l'accouchement, la malade reprit l'usage de ses sens.

La mère et l'enfant se portent bien aujourd'hui.

La congestion cérébrale et l'induration du col de la matrice avaient évidemment déterminé cette attaque d'eclampsie, qui se serait terminée par la mort, si je n'avais pas mis en usage les moyens désignés ci-dessus.

Si la mère et l'enfant fussent morts, le public n'aurait pas manqué de dire que je les avais tués. Voilà pourquoi je disais, dans l'observation précédente, qu'on doit, étant fort de sa conscience, savoir se mettre au-dessus de la critique du public ; quoi qu'il advienne, le médecin doit toujours faire son devoir.

RÉFLEXIONS.

Si j'eusse fait une pareille opération à la femme de Caunègre, très vraisemblablement j'aurais sauvé la vie à l'enfant.

Je conseille à mes confrères de faire ce que j'ai fait à la femme de X...., si des cas pareils se présentent dans leur pratique. Vraisemblablement, ils ne réussiront pas toujours aussi complètement que j'ai réussi, mais au moins feront-ils leur devoir. Je leur conseille aussi de ne point demander l'autorisation des parents, quand ils se décideront à opérer, parce qu'ils la refusent ordinairement, surtout dans les campagnes.

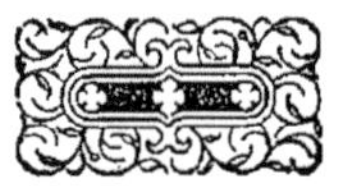

SIXIÈME OBSERVATION

Je fus appelé, il y a vingt ans, à la maison d'Alleine, située à Soustons, pour y accoucher la femme X....

Dès mon arrivée, je constatai que l'enfant avait la main gauche à l'extérieur de la vulve. La face palmaire de cette main était tournée du côté du sacrum de la mère, la tête se trouvait dans la fosse iliaque droite ; au travers des parois abdominales de la femme, on sentait le dos de l'enfant dans le flanc gauche et dans l'hypochondre du même côté.

Comme il était impossible que l'accouchement se fît par les seuls efforts de la nature, je dus me décider à le terminer.

Mais, fallait-il opérer la version de l'enfant comme cela se pratique ordinairement? Tous les accoucheurs savent que cette opération n'est pas toujours facile; ensuite, c'est une opération très pénible pour l'accoucheur et souvent dangereuse pour la mère, et toujours très douloureuse.

Après ces réflexions, je pensai qu'il était plus convenable de ramener la tête à sa position naturelle, si la chose était possible.

Voici ce que je fis pour cela :

Dans l'intervalle de la douleur, la femme étant couchée sur le dos, je fis rentrer la main de l'enfant dans la matrice ; pour cela, je pliai l'avant-bras sur le bras, et avec les extrémités de mes doigts indicateur et médius, je poussai fortement sur le coude du bras de l'enfant et je parvins assez facilement à le faire rentrer dans la matrice.

Je fis saisir ensuite le tronc de l'enfant par le mari de cette femme, à travers les parois de l'abdomen, pour le porter en haut autant que possible.

Une autre personne poussait la tête de l'enfant vers le centre du bassin, avec la face palmaire de sa main droite.

Moi-même je saisis avec une érigne, qui avait les crochets un peu courts, la partie postérieure et inférieure de la tête pour la ramener au centre du détroit supérieur.

Cette opération me réussit complètement.

La tête ainsi ramenée, la femme s'accoucha naturellement un quart d'heure après.

Avant d'en venir à la version, je conseille à mes confrères de faire ce que j'ai fait moi-même ; s'ils sont appelés avant que la matrice ne soit pas fortement contractée sur le corps de l'enfant, ils réussiront comme j'ai réussi ; ils devront opérer dans l'intervalle des douleurs.

SEPTIÈME OBSERVATION

Je fus appelé à la maison de X......, située à Soustons, il y a 42 ans, pour y voir une femme qui s'était accouchée heureusement huit jours avant qu'on ne m'eût appelé.

Le mari de cette femme me rapporta que la malade n'avait presque pas perdu de sang quand elle fut délivrée ; que le deuxième jour, après l'accouchement, elle avait éprouvé des douleurs très vives dans le ventre ; que ces douleurs persistaient, et, enfin, qu'elle avait la fièvre très forte depuis qu'elle s'était accouchée.

Après avoir constaté tous les faits qui m'avaient été rapportés par le mari de la malade, je trouvai que cette malade avait la peau très chaude et très sèche, la face grippée, la respiration très courte, le ventre très balonné et très sensible, surtout au côté gauche ; un léger délire et des réponses tardives quand je lui adressai la parole, un fort assoupissement annonçaient qu'elle avait sa tête fortement congestionnée.

Enfin, il ne me fut pas difficile de reconnaître qu'elle était atteinte d'une metro-péritonite survenue à la suite de l'accouchement.

Pour constater l'état de la matrice, je portai mon doigt indicateur dans le vagin et je trouvai que cette partie avait une température très élevée ; à l'entrée du col de la matrice, je trouvai une tumeur ronde qui bouchait complètement l'entrée de cet organe ; après avoir repoussé ce corps, j'entrai dans la cavité de la matrice, je saisis la tumeur avec mon doigt indicateur et je l'attirai au dehors.

Après l'avoir examiné, je constatai que ce corps était une portion de placenta ; il sortit, avec la tumeur, une assez grande quantité de pus sanguinolent qui répandait une odeur infecte.

RÉFLEXIONS.

Évidemment, le pus qui se trouvait dans la matrice provenait de la plaie placentaire, car la pórtion du placenta que j'avais enlevée ne me parut point putréfiée. Évidemment encore, une partie du pus qui avait été exhalé de la plaie du placenta, et qui avait séjourné pendant huit jours dans la cavité de la matrice, avait été absorbée et avait déterminé la metro-péritonite que j'observais.

Je traitai cette maladie de la manière suivante :

Je fis plusieurs injections dans la cavité de la matrice avec de l'eau tiède ; je fis appliquer vingt sangsues sur la partie la plus sensible et la plus tuméfiée du ventre ; et quand les piqûres des sangsues ne donnèrent plus de sang, je fis étendre trente grammes d'onguent mercuriel double sur le ventre ; je fis couvrir cet onguent avec de la vessie de cochon desséchée pour qu'il fût absorbé, et je contins cet appareil au moyen d'une alèze de flanelle.

A ma seconde visite, l'état de cette malade s'était bien amélioré; des cataplasmes émoliens sur le ventre, des lavements d'eau de mauves, des injections d'eau tiède dans la matrice, renouvelées toutes les quatre ou cinq heures, durant quatre ou cinq jours, achevèrent de guérir cette femme complètement.

Je conclus de ce fait et de tant d'autres pareils que j'ai observés :

1° Qu'on peut très souvent empêcher la fièvre puerpérale de se développer par des moyens préventifs ;

2° Que cette fièvre est presque toujours occasionnée par l'absorption du pus provenant de la plaie placentaire ;

3° Quand ce pus exerce son action sur la matrice et sur le péritoine, il en résulte alors une metro-péritonite ;

4° Mais ce pus peut être absorbé dans la matrice et porté dans les vaisseaux sanguins ; il y a alors empoisonnement du sang ; ce cas est beaucoup plus grave que le premier.

Les saignées locales, qui sont indiquées dans le premier cas, sont contre-indiquées dans ce dernier cas. On doit, dans ce cas-ci, favoriser les sécrétions des organes, provoquer des suppurations abondantes aux extrémités inférieures au moyen de vésicatoires qui agissent en même temps et comme révulsifs et comme dépuratifs. On doit aussi favoriser la suppuration des abcès qui surviennent assez souvent à la suite de cette fièvre ; tels sont les moyens qui m'ont le plus souvent réussi.

Mais ce qu'on doit faire avant tout, c'est de favoriser

la sortie du pus de la plaie placentaire en enlevant les corps qui bouchent le col de la matrice.

Les accoucheurs devraient, après l'accouchement, visiter le col de cet organe plusieurs jours de suite. Ils empêcheraient, j'en suis certain, un grand nombre de fièvres puerpérales de se développer.

Les metro-péritonites qui surviennent à la suite des accouchements laborieux, doivent être combattues par un traitement anti-phlogestique.

L'air qui se trouve dans une grande salle où il y a beaucoup de femmes nouvellement accouchées, est quelquefois imprégné de matières organiques putrides qui se dégagent des parties génitales de ces femmes.

Cet air s'introduit quelquefois dans les corps des femmes saines, par la respiration ou par la déglutition, et il produit quelquefois la fièvre puerpérale qui règne assez souvent épidémiquement dans ces salles.

J'ai constaté que, dans cette fièvre, il y a gastro-entérite avec péritonite.

Cette fièvre doit être traitée, non par des saignées générales qui sont contre-indiquées dans ce cas, mais par des saignées locales ; tant que le pouls ne se laisse pas comprimer, des cataplasmes émoliens, des boissons adoucissantes, des lavements de même nature, etc., devront être mis en usage.

Pour éviter la contagion, les femmes qui s'accouchent dans les hôpitaux devraient être placées chacune dans un cabinet. On devrait aussi, ainsi que je l'ai dit plus haut, visiter le col de la matrice de ces femmes, pour les débarrasser des corps qui empêchent l'écoulement des lochies ; faire une ou plusieurs injections chaque jour dans la cavité de cet organe.

On devrait également mettre un bandage de corps à ces femmes, attacher à ce bandage, devant et derrière, une alèze de drap qui passerait sur les parties génitales pour y soutenir un tampon de charpie qui absorberait le pus et les mucosités qui se dégagent des parties génitales des femmes qui viennent de s'accoucher. Il est entendu que ces tampons devraient être renouvelés trois ou quatre fois par 24 heures.

On voit que par un traitement préventif on pourrait empêcher bien des fièvres puerpérales de se développer.

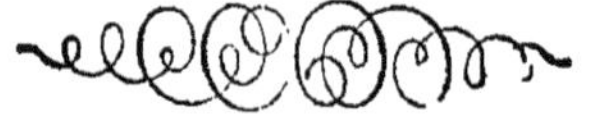

HUITIÈME OBSERVATION

Je fus appelé, il y a quarante-quatre ans, à la maison du Chêne, d'Azur, pour y voir une femme qui était malade depuis deux ans.

Cette femme me rapporta qu'elle était hydropique depuis six mois seulement, que sa maladie avait commencé par des vomissements et une constipation opiniâtre, que ces vomissements et que cette constipation duraient encore.

Les troubles fonctionnels qui accompagnent ordinairement l'ascite parvenue à sa dernière période (maigreur extrême, pouls à peine sensible, syncope, respiration très difficile, car elle ne pouvait plus respirer quand on la couchait), étaient les accidents qui la faisaient le plus souffrir quand je la vis.

Sans rechercher, pour le moment, quelle était la cause de l'ascite, je pensai qu'il convenait de porter quelques soulagements à cette malheureuse, en lui faisant la ponction.

Après avoir vidé la cavité abdominale, je sentis, à la partie inférieure et au côté droit du bas-ventre, une tumeur de la grosseur d'un œuf d'oie. Cette tumeur était mobile et sensible quand je la serrais dans ma main. Je pensai, avec raison, qu'elle devait avoir son siége dans l'intestin grêle.

Je fis prendre plusieurs lavements à la malade qui furent rejetés sans matières stercorales ; elle prit aussi dès aliments qui furent vomis, ainsi qu'elle les vomissait avant l'opération de la paracenthèse ; un purgatif doux (huile de Ricin) fut aussi avalé et vomi. Il me parut évident que l'intestin était étranglé, et comme cet étranglement existait depuis longtemps et que le marasme était arrivé à sa dernière période, cette femme étant sur le point de mourir, je me décidai à lui enlever cette tumeur qui était la cause de la maladie qu'elle éprouvait. Je n'avais pourtant pas un grand espoir de lui sauver la vie en l'opérant, mais je pensai qu'il valait mieux employer un moyen incertain pour lui sauver la vie que de l'abandonner à une mort assurée.

Cinq jours après l'opération de la paracenthèse, cette femme étant couchée sur le dos, la tête et le bassin étant un peu relevés, pour que les parois du bas-ventre fussent plus relachées, je me plaçai au côté gauche de la malade, je plissai transversalement les parois du bas-ventre dans l'endroit qui correspondait à la tumeur ; un aide, placé au côté droit de la malade, saisit l'extrémité de ce pli, du côté droit, tandis que je tenais le côté gauche avec la main gauche.

Ma main droite étant armée d'un bistouri à lame longue et convexe sur le tranchant, j'incisai la paroi du bas-ventre jusqu'à la base du pli que j'avais formé. Cette paroi étant ouverte et l'ouverture n'étant pas assez grande pour permettre l'introduction de ma main dans la cavité abdominale, je l'agrandis en faissnt deux nouvelles incisions, l'une en haut et l'autre en bas ; je pus alors introduire ma main dans la cavité de l'abdomen, saisir la tumeur et l'attirer au dehors. Deux aides en facilitèrent la sortie en abaissant les bords de la plaie.

La tumeur étant mise à découvert, il me fut facile de reconnaître qu'elle avait son siége dans l'intestin iléon ; des liquides qui se trouvaient dans l'une des extrémités de l'intestin m'apprirent que c'était bien là l'extrémité supérieure du canal intestinal, car l'intestin était aplati à l'autre bout de la tumeur.

Enlever cette tumeur et retenir les extrémités de l'intestin aux bords de la plaie du bas-ventre, telle fut la détermination que je pris ; mais il fallait, avant tout, que je me rendisse maître de l'hémorrhagie qui devait survenir à la suite de la section des vaisseaux mésentériques ; pour cela, je plaçai des ligatures au moyen d'une aiguille courbe sur le mésentère qui correspondait à la partie de l'intestin que je devais enlever ; de cette façon, les vaisseaux mésentériques furent liés par deux, trois, etc.

Je retins les bouts de ces ligatures au-dehors. Enfin, j'enlevai la tumeur. J'avais eu le soin de retenir les bouts de l'intestin coupés aux angles de la plaie. Il s'écoula par l'extrémité supérieure de l'intestin une certaine quantité de matières liquides.

Les bords de la plaie étant rapprochés, cinq points de suture et plusieurs bandelettes de diachylon furent placées sur les bords de cette grande plaie pour les maintenir en contact. Je plaçai une compresse fénétrée sur la plaie, des plumasseaux, des compresses de diverses formes couvrirent cette grande plaie ; tout l'appareil fut maintenu par un bandage unissant des plaies en long ; le milieu de ce bandage fut placé à la colonne vertébrale ; à ses extrémités je fis des languettes qui, entrelassées, formèrent le bandage unissant ; ayant préalablement placé des compresses graduées sur les côtés du ventre, je rapprochai à discrétion les bords de la plaie.

Après l'opération, la malade prit un peu de bouillon avec deux cuillerées de vin, à cause de sa grande faiblesse. Ce bouillon ne fut point vomi. Le jour suivant, elle en prit encore avec le même résultat.

Le troisième jour, l'inflammation du péritoine se développa avec assez de force, et pour ce motif, je supprimai le vin, mais je continuai à lui donner du bouillon, qui n'était point rejeté. Je dus aussi relacher le bandage à cause de la grande tuméfaction du parois du ventre.

Des matières fluides sortaient en petite quantité par le bout supérieur de l'intestin.

Le quatrième, le cinquième et le sixième jour, l'inflammation du péritoine marcha sans faire de nouveaux progrès ; le septième, le huitième, le neuvième et le dixième jour, la plaie suppura beaucoup, l'inflammation ne me parut pas aussi forte. Je nourris la malade avec du bouillon, du lait et quelques cuillerées de bouillies ; ces aliments n'étaient pas vomis. Du onzième au seizième jour, la plaie suppura passablement, l'appétit se manifesta, la péritonite ne se faisait plus ressentir. Enfin, du dix-huitième au quarante-cinquième jour, l'état de cette femme s'était amélioré de manière à ne plus donner des craintes pour sa vie.

Elle vécut encore 14 ou 15 ans après l'opération. Il ne lui resta, de cette grave maladie, que l'incommodité d'un anus artificiel, ce qui ne l'empêcha pas de gagner son pain.

Je donnai à une femme la tumeur que j'avais enlevée, elle la mit sur une table ; un chat, vraisemblablement, l'aura enlevée, car, plus tard, on ne la retrouva pas ; de sorte qu'il ne me fut pas possible de la disséquer.

Depuis lors, j'ai eu occasion de voir plusieurs personnes qui avaient de pareilles tumeurs dans les intestins ; ces tumeurs ont constamment déterminé la mort, parce qu'elles avaient leur siége à l'orifice pylorique ; pour ce motif, je n'ai point tenté de les enlever.

Ne pourrait-on pas, en pareil cas, ouvrir l'estomac, dilater l'orifice pylorique au moyen de sondes préparées à cet effet ?

On déchirerait, sans doute, quelques fibres intérieures de cet orifice en introduisant ces sondes de vive force, si on ne pouvait pas les introduire différemment ; mais ceci ne devrait point arrêter l'opérateur, puisqu'il vaut mieux employer un remède dont l'effet est incertain, que d'abandonner les malades à une mort assurée.

Ces opérations ne devraient être pratiquées que dans les hôpitaux.

Dernièrement, j'ai eu occasion de voir un homme qui avait une tumeur indurée dans le côlon ascendant ; cette tumeur n'était point mobile et elle avait une grande étendue. C'est ce qui m'a décidé à ne point tenter l'opération.

Si ce malade eut été dans un hôpital, je crois que je me serais décidé à lui enlever la tumeur ou à lui faire un anus artificiel ; mais dans le civil on ne peut pas toujours faire ce qu'on fait dans les hôpitaux.

La publication de cette opération décidera peut-être quelques collègues à faire ce que j'ai fait sur la femme du Chêne. Je l'apprendrais avec plaisir, surtout si le succès couronne l'œuvre.

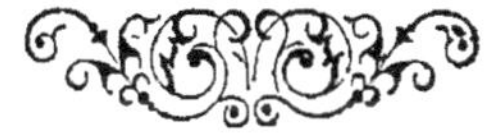

MÉMOIRE

SUR L'ENSEIGNEMENT ET SUR L'EXERCICE

DE LA MÉDECINE

SUR L'ENSEIGNEMENT

Parmi les hommes qui se livrent à l'étude des sciences, en France, le corps des médecins est assurément un des plus instruits.

Les médecins qui sont à la tête de l'enseignement dans les académies et dans les écoles secondaires de médecine sont certainement à la hauteur de leurs missions.

Et cependant, je crois que l'enseignement laisse quelque chose à désirer sous le rapport de la pratique, car les médecins de l'école de médecine de Montpellier ne traitent pas les maladies comme les traitent les médecins de l'école de médecine de Paris.

Tous les médecins de l'école de médecine de Paris ne traitent pas non plus les maladies de la même manière. Supposons, par exemple, qu'un médecin de l'école de Pinel ait à traiter une fièvre typhoïde, il ne manquera pas, vraisemblablement, de purger son malade et de lui donner quelques toniques.

Si un médecin de l'école de Broussais est appelé pour traiter cette même fièvre, il se gardera bien d'employer des purgatifs, et à leur place il mettra la saignée en usage.

Si un médecin de l'école de Montpellier est appelé pour traiter la même fièvre, il donnera des antispasmodiques et des toniques à son malade.

Le médecin de l'école de Strasbourg donnera à son malade quelques spécifiques ; il mettra aussi les révulsifs en usage.

Ces différentes manières de traiter les mêmes maladies occasionnent souvent des disputes entre les médecins ; ainsi, je suppose qu'un médecin de l'école de Pinel soit appelé pour traiter la fièvre typhoïde, à l'exemple de son patron, il donnera des purgatifs et des toniques à son malade ; mais si la maladie fait des progrès, et si un médecin de l'école de Broussais est appelé en consultation, il ne manquera pas de dire à son confrère, quelquefois même en présence des parents du malade, ou des personnes qui lui portent intérêt, que le traitement mis en usage jusqu'alors n'a fait qu'aggraver l'état du malade ; il lui prescrira un traitement opposé. Si le malade meurt, le médecin de l'école de Pinel ne mettra plus les pieds dans la maison de ce malade, ni dans les maisons voisines ; il devra même quitter le quartier, s'il veut voir d'autres malades.

Le médecin de l'école de Broussais devra lui-même céder la place à son confrère, s'il est appelé le premier et que le médecin de l'école de Pinel soit appelé en consultation. De là vient la zizanie qui existe entre la plupart des médecins.

Quel est le moyen qu'il convient d'employer pour mettre un terme à toutes ces dissensions? car le public peste et rit quelquefois de nos querelles.

Voici celui que je propose à ce sujet :

Plusieurs professeurs des académies et des écoles secondaires de médecine se réuniront pour faire un ouvrage qui devra guider le médecin dans sa pratique. Dans la discussion qui interviendra à ce sujet entre ces médecins, toutes les théories de médecine seront discutées et mises aux voix.

Nanti de cet ouvrage, le praticien pourra bien ne pas mettre toujours en usage les moyens que cet ouvrage lui indiquera; mais, le cas échéant, il ne devra pas être fâché s'il est blâmé par ses clients, car il assumera sur lui une grande responsabilité.

L'ouvrage en question mettra le jeune praticien à couvert de la critique, s'il se conforme à ce qu'il prescrira ; il le guidera aussi, en lui indiquant les moyens qu'il devra mettre en usage pour les malades qui ont des tempéraments différents et même à chaque période des maladies, car il est certain que le même traitement ne peut pas toujours convenir chez tous les malades, même quand ils sont atteints de la même maladie ; ainsi, quand je suis appelé pour traiter un typhisé, si au début de la maladie je constate que ce typhisé a un tempérament sanguin, si son pouls est très fort, s'il a l'estomac très enflammé, à l'exemple de M. Broussais, je lui fais appliquer des sangsues à l'épigastre.

Si, plus tard, l'inflammation cède, si le malade est

constipé, à l'exemple de M. Pinel, je lui donne avec succès quelques purgatifs minoratifs.

S'il a le cerveau congestionné, ainsi que cela arrive souvent, à l'exemple des médecins de l'école de Strasbourg, je lui fais appliquer des synapismes aux extrémités inférieures avec un grand avantage.

Je donne aux personnes très nerveuses des antispasmodiques, en évitant de ne pas leur en donner de ceux qui pourraient exciter trop vivement la muqueuse digestive. Enfin, quand la période d'acuité est disparue, je prescris quelques légers toniques.

Quand on a le soin de saisir les diverses indications qui se présentent à chaque période des maladies, et si on consulte les tempéraments des malades, il est certain qu'on perdra bien peu de malades, même quand ils sont atteints de maladies graves.

Pour obtenir de bons praticiens, je pense qu'on devrait caserner les élèves durant les trois premières années de leurs études.

Des agrégés seraient chargés de diriger leurs études. Les élèves devraient être questionnés souvent ; ils devraient être menés, par les agrégés, aux leçons des professeurs des écoles et particulièrement aux leçons de clinique dans les hôpitaux. Les agrégés devraient leur faire répéter les leçons des professeurs au lit des malades ; de cette façon on aurait de bons praticiens, tandis qu'il y a une infinité de jeunes gens qui étudient la médecine dans leurs chambres et qui répondent passablement dans leurs examens parce qu'ils ont de la mémoire ; mais quand ils arrivent chez eux, avec les titres de docteurs, ils sont souvent embarrassés, quand ils sont appelés auprès d'un malade, pour lui administrer un traitement quelconque ; je dirais même qu'il y en a qui commettent souvent des bévues qui coûtent la vie à bien des personnes.

Si on adoptait le moyen que je propose, il n'y aurait assurément pas autant de pères de famille ruinés par les enfants qu'ils envoient aux écoles de médecine ; et ces jeunes gens n'auraient pas à souffrir, plus tard, de la conduite déréglée qu'ils mènent étant livrés à eux-mêmes.

Les académies et les écoles secondaires de médecine auront chacune une caserne, si ce que je propose est adopté ; ces casernes seront fournies par les villes ou par le gouvernement où seront ces écoles.

Je crois que les élèves doivent être dispensés de fournir le titre de bachelier ès-science, attendu qu'ils sont interrogés sur les sciences quand ils sont reçus bacheliers ès-lettres ; et que dans le premier examen pour le doctorat ils sont encore questionnés sur les matières qui composent l'examen du baccalauréat ès-science.

Je pense qu'on ne devrait plus recevoir des officiers de santé ; il ne devrait y avoir que des docteurs en médecine.

Les officiers de santé déjà reçus pourront voir des malades dans toute la France. Ils pourront aussi être reçus docteurs en médecine sans être reçus bacheliers. Ils devront, cependant, subir un ou plusieurs examens, selon qu'ils soient reçus depuis longtemps ou depuis peu.

Les docteurs en médecine et les officiers de santé pourront avoir une pharmacie pour donner des remèdes à leurs malades, même dans les endroits où il y a des pharmaciens, mais ils ne pourront point tenir une pharmacie ouverte.

Il sera loisible aux malades de prendre les remèdes qui leur seront prescrits par les médecins chez tels pharmaciens qu'ils jugeront à propos, s'ils ne veulent pas les recevoir des médecins qui les traitent.

DE L'EXERCICE DE LA MÉDECINE

1° A l'avenir, il y aura un médecin par quinze cents âmes de population ;

2° Des circonscriptions seront établies à ce sujet par le gouvernement ;

3° Les officiers de santé actuellement reçus ou en cours d'études pourront être nommés médecins dans ces circonscriptions ;

4° Chaque médecin recevra trois mille francs par an ; il aura aussi cinq cents francs de plus par an pour nourrir un cheval, quand sa circonscription aura une étendue de huit kilomètres dans sa plus grande étendue ;

Il leur sera également fourni un logement ou une indemnité pour le payer ; cette indemnité sera payée en proportion de la valeur du prix des locations dans les diverses localités où devra résider le médecin ;

5° Tous les indigents seront traités gratuitement ;

6° Toutes les personnes portées sur les rôles des contributions paieront le traitement du médecin en proportion de l'impôt qu'ils paient;

7° Les communes qui auront des revenus communaux pourront payer l'indemnité au médecin avec les revenus ou avec une partie de ces revenus ;

8° Le médecin d'une circonscription pourra faire appeler en consultation le médecin d'une circonscription voisine, sans que ce dernier puisse exiger des honoraires, quand ce sera pour un indigent qu'il sera consulté. Mais un particulier qui sera dans l'aisance devra payer de son argent le médecin d'une circonscription voisine, quand il jugera à propos de le faire appeler ;

9° Ce médecin ne pourra exiger que dix francs par visite. Les opérations qu'il pratiquera seront également à la charge du malade ; mais le médecin ne pourra exiger qu'un prix modéré pour cela.

10° Quand un médecin d'une circonscription ne pourra pas voir les malades de sa circonscription, soit qu'il soit malade lui-même ou qu'il soit obligé de s'absenter, les médecins des circonscriptions voisines les verront gratis à sa place ;

11° Une caisse de retraite sera établie par les soins du gouvernement pour venir au secours des médecins infirmes ;

12° Dans le cas où il y aurait exhubérance de médecins en France, les places qui viendront à vaquer se donneront aux médecins les plus anciennement reçus ;

13° Les médecins reçus qui n'auront pas pu être placés dans une circonscription lors de la promulgation de la présente loi, pourront exercer leur profession dans toute la France. Les médecins qui ne voudront pas être attachés à une circonscription, pourront également voir des malades dans toute la France.

Si la proposition que je viens de faire est adoptée, on ne verra plus des médecins manquant des choses les plus nécessaires à la vie, tandis que d'autres regorgent de richesses.

On ne les verra pas non plus méprisés, même par ceux qui leur doivent quelquefois la vie ; et cette zizanie qui existe entre des hommes honorables, sera remplacée par une grande confraternité.

Je crois que le public y gagnera aussi beaucoup, car tous les malades seront parfaitement soignés.

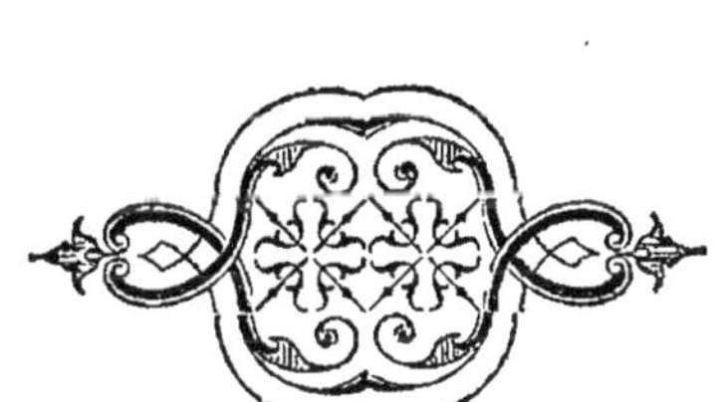

DAX. — Typogr. et lithogr. de G. Bonnebaigt, rue Neuve, 24.

9 782019 287238